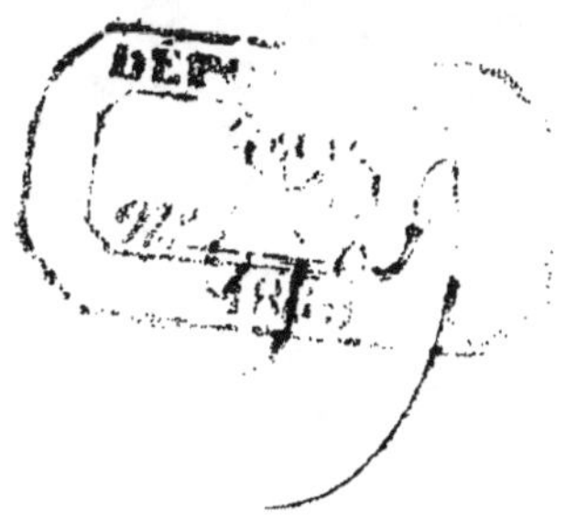

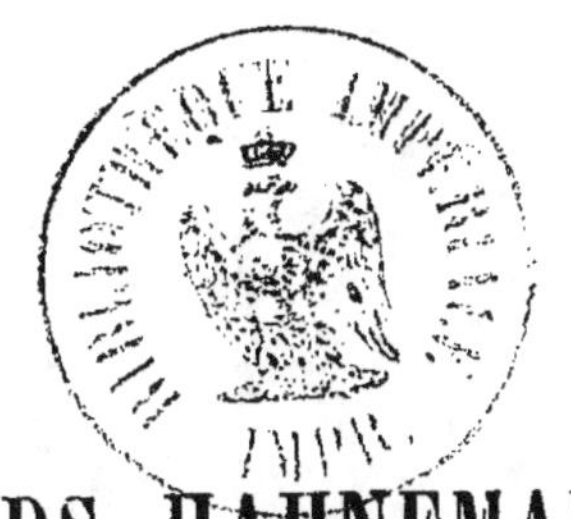

FONDS HAHNEMANNIEN

SOUSCRIPTION

POUR LA FONDATION

D'UN HOPITAL ET D'UNE CLINIQUE HOMŒOPATHIQUES

FONDS HAHNEMANNIEN

SOUSCRIPTION

POUR LA FONDATION D'UN HOPITAL ET D'UNE CLINIQUE
HOMŒOPATHIQUES.

I

Un congrès de médecins homœopathes français et étrangers s'est réuni à Paris, au mois d'août 1867. N'ayant pu y assister, S. Exc. le docteur Joaquin de Hysern, médecin de S. M. la reine d'Espagne, et professeur à la faculté de Madrid, en envoyant son adhésion, mit à la disposition du congrès une somme de cinq cents francs. Dans la dernière séance, le congrès décida à l'unanimité :

1° Que la somme due à la libéralité du docteur de Hysern serait employée comme première souscription pour la création d'un fonds Hahnemannien ;

2° Que les sommes provenant de cette souscription seraient affectées, lorsqu'elles auraient atteint un chiffre suffisant, à la fondation d'une institution destinée, d'une part, à étendre les bienfaits de la médication homœopathique aux classes laborieuses, et, d'autre part, à en démontrer, par une expérience publique, la supériorité.

Une commission de cinq membres fut chargée de provoquer les souscriptions, de les centraliser, d'en placer le produit, et de décider, en temps opportun, quel en serait le meilleur emploi.

La nécessité d'une souscription publique lui ayant été démontrée, cette commission ne pouvait mieux en confier l'initiative et l'emploi qu'à la Société médicale homœopathique de France. Celle-ci, dans sa séance du 19 avril dernier, a accepté ce double mandat. Elle vient aujourd'hui, en faisant connaître le but de la souscription, réclamer de tous les médecins qui pratiquent l'homœopathie, de tous leurs clients, de tous leurs amis, de tous les partisans du progrès et de la liberté scientifiques, enfin de toutes les personnes dévouées au soulagement de la souffrance, un concours non moins actif qu'éclairé.

II

Dans un mémoire (1) signé par cent trente médecins homœopathes, et dont nous ne saurions trop recommander la lecture, la situation est exposée en ces termes :

« Le plus pauvre citoyen, en France, a la liberté de son travail, de sa résidence, de son culte, etc. ; il n'a pas le libre choix du médecin qu'il préfère, de la médecine qui a sa confiance, s'il frappe à la porte d'un hôpital.

« Tant qu'il a la force d'aller consulter dans les dispensaires homœopathiques, ou s'il peut être malade chez lui, cette liberté précieuse de s'adresser à un médecin de son choix, privilége des classes plus aisées de la société, ne lui est pas absolument ravie. Il en est complétement privé s'il entre dans un établissement hospitalier, sauf dans deux ou trois petits hôpitaux de province.

« C'est pour demander justice de ce déplorable état de choses qu'avait été signée la pétition adressée au Sénat par un grand nombre d'ouvriers de Paris, désireux d'obtenir dans les hôpitaux le bénéfice de la médica-

(1) *L'Homœopathie dans les hôpitaux*, mémoire à propos *de la pétition des ouvriers de Paris et de sa discussion au Sénat*. Paris, J.-B. Baillière et Fils, 19, rue Hautefeuille ; 1865.

tion homœopathique, dont ils ont pu apprécier les heureux effets. »

Malgré l'énergie avec laquelle M. A. Thayer défendit les conclusions favorables de son remarquable rapport, malgré l'appui que leur prêta M. le président Bonjean, avec toute l'autorité de sa parole si claire, si incisive, si élevée, le renvoi au gouvernement, proposé par la commission, fut écarté par l'ordre du jour. (*Moniteur*, 28 juin et 1er juillet 1865.)

Quelques semaines après le vote du Sénat, le mémoire publié par les médecins homœopathes réduisait à néant les trois principales objections de fait opposées à la pétition par M. le sénateur Dumas, à savoir :

1° La prétendue tolérance de l'administration hospitalière, et la possibilité pour les médecins homœopathes d'arriver aux hôpitaux par la voie du concours ;

2° La prétendue décadence de l'homœopathie ;

3° Les prétendus insuccès de l'homœopathie dans les établissements hospitaliers.

En ce qui regarde le premier point, en effet, il est de notoriété, contrairement à l'assertion de M. le sénateur Dumas, qu'aucun médecin homœopathe n'a été nommé, au concours, médecin des hôpitaux, et que Tessier n'est devenu homœopathe que huit ans après sa nomination. D'un autre côté, à M. le sénateur Dumas, affirmant que l'assistance publique aurait admis les médecins homœopathes qui ont fait preuve d'aptitude dans les concours s'ils avaient été plus persévérants, comme elle les admet-

trait encore dans les mêmes conditions, le mémoire oppose des faits qui ont été consignés dans une brochure (1)
publiée en 1854, reproduits par les journaux de médecine de la même année, et n'ont été contestés ni par
l'assistance publique, ni par les parties intéressées.
Or ces faits démontrent jusqu'à l'évidence le parti
pris, chez les juges du concours, et d'un commun ac-
cord, d'écarter, malgré la supériorité de ses épreuves,
tout candidat qui ne flétrirait pas d'un désaveu public
l'homœopathie.

Bien plus, on est obligé de reconnaître que les efforts
d'un pouvoir bienveillant ont échoué et échoueront toujours
devant les résistances passives et opiniâtres de l'administration. Ainsi, en 1849, le docteur Léon Marchant, médecin de l'hôpital Saint-André, à Bordeaux, est dénoncé
au ministre comme pratiquant l'homœopathie. L'Académie de médecine, consultée par le ministre, déclare,
sans aller au fond, que « la doctrine avouée et suivie
par le docteur Léon Marchant, autant que cela lui a été
possible, est la **doctrine homœopathique.** » (*Bulletin de
l'Académie*, t. XIV, n° 10.) Le ministre, en transmet-
tant la décision académique au préfet de la Gironde, lui
écrit :

« Toutefois, comme il s'agit d'une question délicate
en ce sens qu'elle touche à l'indépendance et à la con-

(1) *Intolérance et liberté scientifique dans les concours de médecine,*
par le docteur Milcent. J. B. Baillière et Fils, 19, rue Hautefeuille. Paris,
1854.

science du médecin, en même temps qu'au progrès de la
science, il y a lieu d'examiner si, en obligeant M. Léon
Marchant à s'abstenir de toute pratique homœopathique
dans son service, il ne conviendrait pas *de mettre à sa
disposition une salle dans laquelle se rendraient volon-
tairement les malades qui préféreraient la méthode homœopathique. De cette manière, sans confusion et sans
inconvénient possible, on pourrait expérimenter complétement un système dont le rapport fait à l'Académie
constate la nature, mais non les mauvais résultats,* et
on ne mettrait pas M. Léon Marchant dans la nécessité
d'opter entre sa place et ses convictions scientifiques,
qui sont honorables en elles-mêmes...

« 28 mars 1849. République française,

« Ministère de l'intérieur. »

Les administrateurs des hospices de Bordeaux ne tin-
rent aucun compte de ces observations si sages, si mesu-
rées, si équitables, et le docteur Léon Marchant fut con-
traint de donner sa démission.

En ce qui concerne les deux autres points, à savoir
la prétendue décadence de l'homœopathie et ses prétendus insuccès dans les établissements hospitaliers, aux
affirmations de M. le sénateur Dumas le mémoire
oppose les faits relevés dans le rapport de M. le sénateur A. Thayer.

1° Le nombre des médecins homœopathes, en Europe.

et en Amérique, s'élevant de 990 en 1845, à 3,450 en 1865;

2° Les TRENTE-NEUF hôpitaux élevés soit par la munificence des gouvernements, soit par la générosité des particuliers, trente et un de ces hôpitaux étant consacrés exclusivement au traitement homœopathique, les huit autres au traitement homœopathique et au traitement allopathique, au choix des malades;

3° Les consultations gratuites dans les dispensaires homœopathiques de Paris, s'élevant de 21,218 en 1856 à 74,076 en 1864;

4° Le dispensaire fondé sur la paroisse Saint-Laurent, où, tandis que, dans la même année, 28 personnes seulement réclament les conseils des médecins allopathes, 5,053 s'adressent aux médecins homœopathes, si bien que les premiers cèdent la place aux seconds;

5° La statistique établie par les soins de M. Davenne, directeur de l'assistance publique, non contestée par les adversaires de Tessier, et établissant que, pendant les années 1849, 1850 et 1851, la mortalité n'a été que de 8,55 pour 100 dans le service homœopathique de Tessier, comprenant 100 lits, tandis qu'elle a été de 11,30 pour 100 dans le service allopathique contigu, comprenant 99 lits.

A l'hôpital de Roubaix, sous la direction du docteur Liagre, la substitution du traitement homœopathique au traitement allopathique fournit une démonstration aussi concluante. En effet, de 1856 à 1862, par le traitement allopathique, la mortalité est de 19,26 pour 100; en 1863 et en 1864, sous l'influence du traitement homœopathique, elle n'est plus que de 13,31 pour 100. D'où il suit, comme le dit le docteur Liagre, en terminant son rapport, que les avantages du traitement homœopathique sur le traitement allopathique sont les suivants :

« Moins de décès et plus de guérisons ; convalescences plus courtes, par conséquent moins long séjour à l'hôpital et plus de malades traités avec le même nombre de lits. Économie dans les frais de pharmacie ; par conséquent abaissement dans le prix des journées et possibilité de faire soigner un plus grand nombre de malades sans augmenter la dépense. »

Aussi comprend-on sans peine que les administrateurs des hospices de Carentan en 1850, de Bourgueil en 1858, de Roubaix en 1862, aient confié les services hospitaliers à des médecins homœopathes, et que les administrateurs de Thoissey (Ain) aient vivement regretté que, par la retraite du vénérable docteur Gastier, en 1849, leur petit hôpital fût privé des bienfaits de l'homœopathie, bienfaits qu'ils avaient, dès le 2 janvier 1846, dans les mêmes termes que le docteur Liagre, reconnus et proclamés, en repoussant les allégations mensongères d'un libelliste.

Après cela, les médecins homœopathes n'étaient-ils pas en droit de terminer leur mémoire dans les termes suivants :

« De tout ce qui précède il résulte jusqu'à l'évidence :
que les objections contre l'homœopathie et son introduc-
tion dans les hôpitaux sont sans fondements sérieux ;
que les faits invoqués sont controuvés ou dénaturés ;
que l'expérience est favorable ; que la raison n'est pas
contraire ; que la science de bonne foi y incline ; que
la charité et la justice enfin reconnaissent cette légitime
prétention de tout homme à ne remettre ce qu'il a de
plus précieux, c'est-à-dire sa santé, sa vie, qu'à des
soins qui lui inspirent confiance.

« En effet, l'homœopathie, ses plus autorisés, ses
plus constants adversaires le reconnaissent, a donné à
la thérapeutique plus de précision, des connaissances
plus étendues ; elle a appelé l'attention *sur des médicaments trop ignorés en France*. Elle a détrôné les for-
tes doses, rendu la médecine plus facile, plus agréable
et sans danger. Elle a donné des règles sûres, une méthode scientifique et morale à l'expérimentation. Elle a
fixé une loi à l'administration des médicaments ; l'art
de guérir lui doit des principes et une méthode qui ne
laissent pas de place à l'arbitraire.

« Quand elle a pu pénétrer dans les hôpitaux, l'homœopathie y a donné une mortalité moindre, des guérisons plus rapides, une grande économie, la possibilité
de traiter plus de malades dans un temps et un espace
donnés.

« Elle a donc apporté le progrès. Qu'on lui donne au
moins la *liberté* : voilà ce qu'elle réclame, non-seulement

dans la pratique privée, mais encore sur le terrain des hôpitaux, d'où elle est iniquement bannie. »

La LIBERTÉ !! on a vu comment l'administration la comprend et la pratique, alors que le ministre lui-même la proclame et la protége! C'est donc en vain que les pauvres malades, et les médecins homœopathes en leur nom, ont fait et feront appel à la justice, à l'autorité, à la bienveillance même des dépositaires du pouvoir !

Tant que le corps des médecins des hôpitaux se recrutera par lui-même, les grands corps de l'État, comme l'administration, repousseront par une fin de non-recevoir absolue les vœux les plus légitimes des médecins homœopathes et de leurs clients.

III

Dans de telles conditions il ne reste plus qu'à recourir à l'initiative individuelle et à constituer par une souscription publique un capital suffisant pour créer une institution clinique libre, un hôpital, indépendant par conséquent de l'assistance publique, réunissant tous les avantages des hôpitaux sans en avoir les inconvénients, et qui permette à toutes les personnes généreuses de donner un libre cours à leurs libéralités.

L'Allemagne possède seize hôpitaux homœopathiques, l'Angleterre six, l'Amérique du Nord quatre; le Brésil quatre, Cuba, le Portugal, la Russie, la Suisse et la

Turquie, chacun un. La fondation d'un hôpital et d'un enseignement homœopathique a été décrétée en Espagne. Resterons-nous en arrière de Cuba, du Portugal, de la Russie, de la Suisse, de l'Espagne et de la Turquie? Non, si nous le voulons énergiquement, et si, en attendant que nous n'ayons plus rien à envier aux pays les plus libres, à l'Allemagne, à l'Angleterre, à l'Amérique, nous parvenons, dans un bref délai, à élever un hôpital modèle.

Sera-t-il dit qu'en France, nous soyons tellement habitués à compter sur l'État, que nous ne pourrons jamais sans son appui, non pas réaliser la moindre amélioration, mais même gérer virilement nos propres affaires et sauvegarder nos plus chers intérêts? sera-t-il dit que, dans cette France, plus grande encore par l'abnégation, le désintéressement et les sacrifices de ses enfants, que par le génie de ses grands hommes, au dix-neuvième siècle, alors que l'épargne fait grève et qu'un milliard dort, improductif, dans les caves de la Banque, on n'aura pû, faute d'une somme minime, fonder une institution éminemment utile, destinée à résoudre le plus important des problèmes scientifiques, à répondre aux exigences de la société moderne, à satisfaire enfin également à la dignité de celui qui reçoit les secours et à la générosité de celui qui les offre?

Non ! mille fois non !!!

Nous nous adressons donc avec confiance :

Aux personnes qui doivent à l'homœopathie d'autant

plus de reconnaissance qu'elle leur a rendu plus de service ; à celles qui, sans la connaître, n'ont contre elle aucun préjugé et désirent apprécier sa valeur ; à ses adversaires enfin, qui, tous de bonne foi, ont hâte de la confondre comme une erreur déplorable, ou seront heureux, nous en sommes convaincus, de la reconnaître comme une vérité féconde si cette vérité leur est démontrée au grand jour d'une épreuve sérieuse et publique.

IV

La souscription est ouverte chez tous les médecins homœopathes en France et à l'étranger.

Chaque mois, le *Bulletin de la Société médicale homœopathique de France* et *l'Art médical*, publieront les listes des souscriptions qui leur auront été adressées.

Les fonds provenant des souscriptions seront remis entre les mains du trésorier de la Société médicale homœopathique de France et employés par celui-ci en achats de rentes sur l'État et d'obligations des chemins de fer ou du Crédit foncier français.

Les titres seront déposés au Crédit foncier ou à la Banque de France.

Chaque année les souscripteurs seront convoqués en assemblée générale, et il leur sera rendu compte des progrès de l'œuvre.

Le compte rendu annuel sera publié avec la liste de tous les souscripteurs.

Des tables commémoratives, placées à l'intérieur et à l'extérieur de l'établissement, rappelleront les noms de tous ses bienfaiteurs et le montant de leurs dons.

Lorsque la souscription aura atteint la somme nécessaire pour l'achat du terrain, la construction et l'aménagement de l'hôpital, les souscriptions· nouvelles seront affectées à son entretien.

Le revenu de 20,000 francs suffisant approximativement à l'entretien annuel d'un lit, chaque souscription de 20,000 francs donnera, à perpétuité, au donateur le droit de disposer, pour ses protégés, d'un lit qui sera inscrit sous son nom.

Auront également le droit de disposer d'un lit pour leurs protégés les souscripteurs, pour une somme de 10,000 francs, pendant six mois, pour une somme de 5,000 francs pendant trois mois chaque année.

Les lits seront inscrits sous les noms des donateurs.

L'hôpital ne recevra que des malades atteints de maladies aiguës.

Il sera formé entre tous les souscripteurs une société civile pour assurer le prompt recouvrement des fonds, leur accroissement le plus rapide, leur emploi le plus avantageux, toutes les mesures, enfin, relatives à la construction et à l'administration de l'hôpital,

Tout ce qui regarde l'enseignement et la nomination des médecins attachés à l'établissement, concours ou élection, est exclusivement réservé à la décision de tous les médecins souscripteurs, convoqués à cet effet en assemblée générale.

Mandataire du Congrès de 1867, la Société médicale homœopathique de France ne représente aucune coterie, aucune prétention individuelle. Elle se présente donc en cette circonstance comme l'organe de tous les disciples de Hahnemann.

De la part du docteur

de la Société médicale homœopathique de France.

PARIS. — IMP. SIMON RAÇON ET COMP., RUE D'ERFURTH. 1.